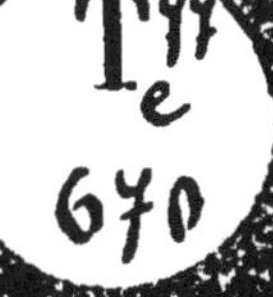

ROLE DE LA MUTUALITÉ
DANS LA LUTTE
CONTRE LA TUBERCULOSE
EN FRANCE

CONFÉRENCE

FAITE A LA DOUZIÈME ASSEMBLÉE GÉNÉRALE

PAR

M. le Docteur Maurice LETULLE

PROFESSEUR AGRÉGÉ A LA FACULTÉ DE MÉDECINE,
MÉDECIN DES HÔPITAUX DE PARIS

ROLE DE LA MUTUALITÉ

DANS LA LUTTE CONTRE LA TUBERCULOSE EN FRANCE

Mesdames, Messieurs,

Permettez-moi d'adresser tout d'abord à votre Bureau, et à votre secrétaire général en particulier, mes remerciements pour l'honneur qu'ils ont bien voulu me faire en m'appelant à parler devant vous un jour aussi important que celui d'une assemblée générale.

Le sujet que j'ai choisi, grâce à vos sages conseils, Messieurs du Bureau, sera le suivant :

« *Le rôle de la mutualité dans la création de sanatoriums populaires pour combattre la tuberculose pulmonaire.* » Ce qui revient à étudier la participation des œuvres mutualistes à la lutte contre la tuberculose.

Je divise ainsi mon sujet :

1° La tuberculose pulmonaire est le pire ennemi des sociétés de mutualité et de prévoyance ;

2° Que font les sociétés de mutualité et de prévoyance en face de ce danger sans cesse grandissant ?

3° Que doivent-elles faire ?

I

La tuberculose pulmonaire est le pire ennemi des Sociétés de Mutualité et de Prévoyance.

Je fais appel à l'expérience de tous les spécialistes en œuvres de mutualité et de prévoyance, et je leur dis : « Rappelez vos souvenirs ; étudiez, à ce point de vue, vos dépenses ; interrogez vos médecins ; dépouillez vos notes de médicaments. Enfin, si vous voulez travailler pour l'avenir, dressez, dès aujourd'hui, vos tables statistiques de morbidité et de mortalité ; car il est nécessaire, pour les Prévoyants dignes de ce titre, de connaître au jour le jour non seulement leurs recettes, mais aussi leurs pertes. Tous, avec nous, vous arriverez à cette conclusion effrayante : la tuberculose ruine les Œuvres de prévoyance et de mutualité !

La tuberculose pulmonaire frappe vos sociétaires dans des proportions que, faute de documents précis, nous ne pouvons pas encore fixer, mais que nous commençons à soupçonner. Même approximatifs, ces chiffres sont terribles. Donnons, tout d'abord, quelques preuves : Toutes les Sociétés de secours mutuels qui prennent la peine de relever, par catégories, les médicaments usuels prodigués à leurs malades, voient avec inquiétude monter le flot des médicaments particulièrement connus, dans le public, comme utilisés pour les tuberculeux : gaiacol, créosote, huile de foie de morue, sirop iodo tannique ou de raifort iodé, etc. Quel coûteux budget, et plus lourd chaque année, que celui des sociétaires tuberculeux ! Je pourrais citer, à Paris, plusieurs sociétés mutualistes, des plus nombreuses et des plus riches, qui dépensent, rien qu'en médicaments, (non compris les frais de séjour de leurs malades dans les diverses maisons de santé), bon an mal an, le cinquième, et même le quart de leurs recettes.

Dans cette dépense inouïe entrent, pour une part exorbitante (de 40 à 50 %) parfois pour la moitié, cette armée d'agents thérapeutiques, ces mille drogues spéciales dont on surcharge encore, comme à plaisir, l'estomac si délicat, et si respectable, des pauvres poitrinaires.

Quelques chiffres officiels, relevés pour vous, permettront de serrer de plus près la question. Le nombre des malades atteints, chaque année, par la tuberculose pulmonaire, dans la ville de Paris, ne peut guère être connu. Aujourd'hui encore, la statistique faite parmi les hôpitaux est la seule qui fournisse quelques données à peu près sûres. J'ai fait, à plusieurs reprises déjà, et aux différentes époques de l'année, pratiquer une enquête administrative par l'Assistance publique, un jour et à une heure déterminés ; chaque fois, les chiffres ont concordé : *le cinquième* (au moins) des lits des hôpitaux est occupé, en permanence, par des tuberculeux pulmonaires.

Ainsi, sur cinq malades quelconques, examinés par les médecins, quel que soit le jour de l'année, on peut être certain d'en trouver au moins un atteint de tuberculose des voix respiratoires, proportion inquiétante, bien digne de la sollicitude des sociétés mutualistes et des prévoyants. Voilà pour la *morbidité*.

Si l'on aborde, d'autre part, les chiffres approximatifs de la *mortalité tuberculeuse* chez les Parisiens dont on connait la profession, les révélations sont tout aussi frappantes.

La statistique municipale de la ville de Paris, dressée avec soin et une méthode des plus remarquables, classe tous les ans, du mieux qu'elle peut, les décès avec les causes de mort et la profession des décédés.

J'ai relevé, pour une période de six années consécutives (1893-1898 inclusivement), les causes de mort chez les hommes (de 20 à 60 ans et plus) dont la profession avait été spécifiée. Voici les résultats obtenus :

malgré leur aridité, ces chiffres auront, à vos yeux, un réel intérêt.

Sur une mortalité globale de 34.900 décès, frappant des hommes de 20 à 60 ans et plus, 12.324 ont succombé à la tuberculose pulmonaire, 22.576 sont morts d'une affection autre que la tuberculose pulmonaire (1);

Ce qui revient à dire que la seule phtisie pulmonaire a pris, pour elle seule, *près du tiers des décès*.

La question de l'âge auquel succombent les individus touchés par la tuberculose pulmonaire a une importance de premier ordre, surtout si l'on considère la période active, de plein rendement social de l'homme, c'est-à-dire 20 à 40 ans.

J'ai pu classer, de la sorte, les morts par tuberculose et par autres affections et étudier la proportion relative de ces deux séries, pour les *hommes de 20 à 40 ans*, compris dans la statistique globale des 6 années en question. En voici les résultats.

10.813 décès. (de 20 à 40 ans).	Non tuberculeux	4.694
	Tuberculeux pulmonaires.	6.119
	Total . . .	10.813

Sur un total de 10.813 individus de 20 à 40 ans, morts pendant cette période (2), 4.694 personnes ont succombé à une affection autre que la

(1) Le détail des chiffres a son intérêt; le tableau suivant le prouve :

MORTALITÉ PARISIENNE (HOMMES) PAR CAUSES, AVEC AGE (20 A 60 ET PLUS) ET PROFESSIONS CONNUES, POUR UNE PÉRIODE DE 6 ANS :

ANNÉE.	MORTALITÉ GLOBALE.	PAR PHTISIE PULMONAIRE.	PROPORTIONS % EN FAVEUR DE LA TUBERCULOSE.
1893........	5.952	2.157	37 %
1894........	6.070	2.165	36 %
1895........	5.837	2.074	36 %
1896........	5.901	2.101	37 %
1897........	5.198	1.883	35 %
1898........	5.751	1.940	35 %
Totaux.......	34.900	12.324	

(2) Le tableau détaillé mérite d'être rapporté :

MORTALITÉ HOMMES, DE 20 A 40 ANS AVEC PROFESSIONS CONNUES.

ANNÉE.	MORTALITÉ GLOBALE.	PAR TUBERCULOSE PULMONAIRE.	NON TUBERCULEUX.
1893	1.962	1.080	882
1894	1.898	1.092	806
1895	1.803	1.035	770
1896	1.840	1.038	802
1897	1.638	901	737
1898	1.681	973	708
Total......	10.813	6.119	4.694

phtisie pulmonaire, et 6.119 sont morts poitrinaires. En d'autres termes, la maladie de poitrine frappe, à elle seule, beaucoup plus de la moitié des Parisiens succombant de 20 à 40 ans.

Or, ce millier de travailleurs qui payent, chaque année, un aussi terrible tribut à la tuberculose pulmonaire pourraient, pris à temps et soignés comme il faut, guérir au lieu de succomber!

Il est indispensable de noter qu'un grand nombre des professions auxquelles se livraient ces victimes sont plus ou moins meurtrières; certaines même semblent prédisposer d'une manière plus spéciale à la phtisie.

Le tableau ci-joint, où les professions sont groupées dans un ordre à peu près méthodique, m'a paru utile aux mutualistes et aux prévoyants. Il ne donne pas le nombre exact, absolu, de la mortalité dans telle ou telle profession, mais permet de comparer, parmi les cas connus, la mortalité par tuberculose à l'ensemble des autres causes de mort.

STATISTIQUE PARISIENNE ([illegible]) DE LA MORTALITÉ, PAR PROFESSIONS

		Phtisie pulmonaire.	Autres maladies	Total général.	Proportion de tuberculeux.
Construction	*Maçons*	707	2.222	2.929	24 %
	Couvreurs	533	1.187	1.720	31 %
	Menuisiers	654	1.862	2.516	26 %
	Serrurier	756	1.250	1.006	38 %
	Peintres	479	2.064	2.543	18 %
	Ébénistes	717	2.079	2.796	26 %
Vêtements	*Tailleurs*	540	1.794	2.334	23 %
	Cordonniers	803	2.313	3.116	25 %
	Tanneurs	235	635	870	27 %
Alimentation	*Bouchers*	361	990	1.351	27 %
	Boulangers	254	824	1.078	23 %
	Fruitiers	321	1.110	1.431	22 %
	Épiciers	130	401	531	24 %
Moyens de transport	*Charretiers*	701	1.861	2.562	27 %
	Cochers	866	3.122	3.988	21 %
	Chemins de fer	319	1.180	1.499	21 %
	Postes et télégraphes	183	457	640	28 %
Industries du fer	*Chaudronniers*	230	1.105	1.335	17 %
	Tourneurs	254	559	813	31
	Machinistes, mécaniciens, forgerons, taillandiers	1.817	4.738	6.555	28 %
Divers :	*Imprimeurs*	909	1.861	2.770	33 %
	Soieries, dentelles, passementerie	92	346	438	21 %
	Coiffeurs	204	509	713	28 %
	Médecins et dentistes	59	441	500	11 %

Ce qui est vrai pour une période de six années l'est, à plus forte raison, pour un groupe plus important d'années. En 18 ans, de 1880 à 1897, par exemple, la statistique municipale de Paris montre que 184.000 personnes ont succombé à la tuberculose. Sur ce nombre, 96.675, c'est-à-dire *plus de la moitié* des victimes, avaient de 20 à 40 ans (1), et l'on relève 60 p. 100 pour les hommes, et 40 p. 100 pour les femmes.

Ces preuves me semblent suffisamment démonstratives. (*Assentiment.*)

J'en donnerai une dernière plus indirecte, mais tout aussi décisive, par comparaison.

J'ai été à même de consulter la statistique de la mortalité dans un certain nombre de compagnies d'assurances sur la vie. D'après les documents qui m'ont été fournis, j'ai réuni 61.545 décès sur lesquels 9.453 reconnaissent pour cause la tuberculose pulmonaire, ce qui donne ainsi, pour la tuberculose, une proportion d'environ 15 p. 100; cette mortalité, moindre que les précédentes, est bien explicable par le choix et la situation sociale des assurés sur la vie, appartenant presque tous à des professions moins dangereuses ou moins exposées à la contagion tuberculose que nos ouvriers parisiens.

En résumé, nous pouvons affirmer qu'en France et en particulier à Paris, la mortalité tuberculeuse prend environ le cinquième des décès (20 p. 100), et que la moitié au moins (52 p. 100) de ces tuberculeux qui succombent ainsi, chaque année, ont de 20 à 40 ans.

∴

La tuberculose ne frappe pas seulement vos sociétaires : elle ruine leur famille, en semant nos villes de veuves et de petits orphelins, trop souvent, hélas ! contaminés par le malheureux poitrinaire. Toutes les collectivités sociales, sans exception, sont décimées par la phtisie pulmonaire; la preuve en est depuis longtemps faite. Bref, la société française, épuisée par ce fléau, se voit menacée de déchéance prochaine.

La tuberculose est contagieuse, non pas à la façon de la variole, de la scarlatine, de la rougeole, ou du choléra, mais d'une manière lente et progressive : « Le mal de poitrine, comme on l'a dit, entre sournoisement. » Dans un lieu propre — j'emploie ce terme au point de vue médical et hygiénique — un des conjoints ayant contracté la tuberculose au dehors, en ville, à l'atelier, à la caserne, etc., sème peu à peu autour de lui le mal : l'autre époux, les enfants (souvent ceux-ci les premiers, car ils y sont plus accessibles), tombent tour à tour, victimes inconscientes autant qu'innocentes, assurément; et la famille disparaît !

(1) Cf. *Maurice Letulle*, L'assistance aux tuberculeux pauvres. « L'Œuvre antituberculeuse », n° 1, 30 avril 1900.

La mortalité par tuberculose chez les enfants parisiens n'est pas une des faces les moins douloureuses du problème qui tourmente la Société française. Pour une période décennale, de 1881 à 1891, j'ai pu constater que la mortalité des enfants au-dessous de 15 ans avait, pour ce qui est de la *Méningite tuberculeuse*, exactement doublé (1).

Il suffit de voir passer tant d'adultes, pâles, anémiques, dont les poumons blessés à mort ne peuvent plus régénérer le sang vicié, de penser qu'ils procréent des enfants malingres, rachitiques, prochains candidats à la coxalgie ou au mal de Pott, pour comprendre ce que doit être la dépopulation en France. Notre dépopulation (car nous avons *notre* marque, même en cette matière) ne résulte pas seulement de la non création d'héritiers; elle est aussi la conséquence de la mort hâtive, inéluctable, de tant de petits êtres inaptes, de par leurs générateurs, à la lutte pour l'existence. (*Applaudissements.*)

En vérité, il n'y a donc aucun paradoxe à affirmer que la Nation est, de toutes parts, sapée par la tuberculose. Le peu que l'on en sait déjà permet d'entrevoir l'étendue du désastre et de mesurer sa gravité.

II

Que font les Œuvres de Mutualité en présence du terrible fléau?

Peut être le jugement va-t-il vous sembler sévère : qu'on m'en excuse par avance. Je connais, depuis quelque temps, tant d'œuvres de mutualité où j'ai porté, si j'ose dire, la bonne parole, que j'ai acquis là-dessus une certaine expérience, et je ne crois guère me tromper en généralisant mes conclusions.

En premier lieu, on peut, à la question posée, donner en toute sécurité une première réponse : Pour la tuberculose, ainsi que pour les autres maladies, les œuvres de Mutualité et de Prévoyance payent. Voilà un fait certain. Elles payent, comme pour tous les malades, pendant la période réglementaire, les remèdes innombrables et les non moins innombrables visites de médecins. Mais elles payent sans criterium, sans oser savoir, sans vouloir connaître tel qu'il se présente, en réalité, le problème de la tuberculose. Assurément, ce problème

(1) *Maurice Letulle*, Organisation de l'assistance rationnelle aux tuberculeux curables et à leur famille. Rapport à la Société internationale des œuvres d'assistance « Revue d'assistance », avril et mai 1901. Voici le tableau :

DÉCÈS PAR MÉNINGITE TUBERCULEUSE PARIS; (*Enfants au-dessous de 15 ans*).

[illegible]	470 décès.
[illegible]	581 —
[illegible]	620
[illegible]	782 —
[illegible]	940 —

n'est pas le même que pour les autres maladies curables. Car la *tuberculose pulmonaire est curable*, curable d'une manière aussi simple que certaine, tout le monde le sait aujourd'hui, et l'on ne doit pas craindre de le répéter. Mais, *pour guérir un tuberculeux, il faut*, de toute nécessité, *le soigner aussitôt que possible*, et ne pas attendre que sa maladie, devenue chronique, ait compromis gravement l'état des organes respiratoires.

Œuvres de Mutualité ou de Prévoyance, ne l'oubliez pas, ce n'est pas seulement aux poitrinaires chroniques, ce n'est pas à vos phtisiques avancés et incurables qu'il vous faut dorénavant songer. Quand ils auront touché leur journée de maladie, un nombre déterminé de jours (si je ne me trompe, de 60 à 90 jours), avec vos faibles secours, fréquemment insuffisants, ils ne pourront essayer de se soigner, et n'auront plus qu'à mourir. A l'incurable, qui sort d'ailleurs de vos rangs, comme à l'invalide, qui sort de vos cadres, vous ne pouvez, de par vos statuts, ni porter remède ni donner espoir de guérison. Vos fonctions, il me semble, sont autres : Vous êtes le *soutien temporaire* et le *moyen de guérison*. Eh bien ! le tuberculeux qui commence, votre sociétaire qui vient d'être touché par le bacille de la tuberculose, peut, bien soigné, tôt traité, guérir aussi simplement que celui atteint de fièvre typhoïde, de scarlatine, de syphilis ou de blennorrhagie, maladies acceptées encore, je pense, par l'immense majorité de vos statuts. Or, le tuberculeux au début, vous le soignez comme les autres malades, pendant les trois mois statutaires. Vous lui accordez au besoin, s'il les demande, tous les médicaments les plus coûteux. Et puis ? C'est tout. Il lui faut attendre, s'il le peut, l'année suivante, où il aura droit à 90 nouveaux jours de médicaments, à moins qu'il ne soit devenu chronique, et par là même exclu de votre société. Je noircis, je le sais la situation ; mais, par le fait, elle est formelle. Et si, au début du mal qui bientôt va l'abattre, le médecin traitant vous avait demandé pour ce malade, non pas des drogues coûteuses, mais la *cure hygiénique*, c'est-à-dire le repos prolongé aux champs, à l'air pur, avec une alimentation généreuse, dans un établissement approprié, dans un sanatorium populaire. Qu'auriez-vous fait ? Que feriez-vous ?

Le traitement au sanatorium dure, au minimum, trois mois ; c'est la limite maxima de vos journées de maladie. Vous pourriez donc, au point de vue statutaire, demeurer rigoureusement dans l'esprit de vos œuvres en lui accordant ses 90 jours de cure de repos. Mais souvent, le malade doit demeurer encore un mois, six semaines, deux mois même, soumis au traitement hygiénique de la tuberculose. Pouvez-vous, voudrez-vous lui accorder ce supplément de traitement ? lui refuserez-vous cette chance unique de guérison ?

Ce que vous ferez, dans un avenir prochain, je l'ignore, mais j'espère être bon prophète et je veux prévoir l'ère bienfaisante de l'envoi, par

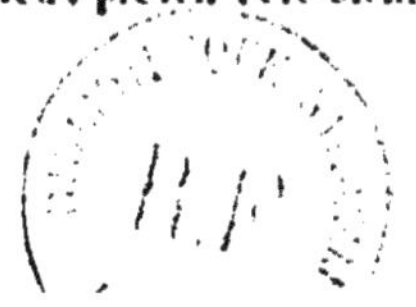

vos soins, au sanatorium des sociétaires atteints de tuberculose au début, et j'escompte leur maintien à la maison de cure jusqu'à guérison déclarée par le médecin traitant.

En attendant, je voudrais appeler encore votre attention sur quelques desiderata d'une extrême importance, concernant la tuberculose pulmonaire dans vos Sociétés. Tant qu'il ne se plaint pas et qu'il ne demande pas avis à vos médecins, le sociétaire tuberculeux travaille comme vous, sans que vous vous occupiez de lui, pas plus que lui de vous. Aucune sollicitude à cet égard, aucune prévoyance, aucun effort de défense mutuelle. Il paye ses cotisations, ne demande rien, et tout est dit. Cependant, vous savez combien est fréquente la tuberculose parmi vous, combien aussi la maladie est traitresse, au début. Je disais : « Vous payez » ; oui, mais *vous ne prévoyez pas.* Votre intérêt immédiat, en tant qu'œuvres mutualistes, est pourtant bien net : Vous avez tout avantage à ne pas laisser vos sociétaires devenir malades et, malades, à les guérir le plus vite et le mieux possible : c'est une double économie à réaliser : administrative, et sociale.

Mon devoir est de vous dire : vous devez surveiller les poumons de tous vos sociétaires. Les occasions sont très fréquentes, pour vous tous, de faire examiner gratuitement vos voies respiratoires par vos médecins traitants. De plus, et c'est là encore un point d'économie sociale et budgétaire, vous devez établir de la façon la plus précise la statistique de la *morbidité* de vos sociétaires. Il vous sera fort aisé de connaitre, d'une façon anonyme, la liste exacte des maladies que vos médecins ont, chaque année, à soigner, et cela sans qu'on puisse en aucune façon, craindre la violation du secret professionnel. Le Dr Le Baron indiquait, dans une de vos dernières réunions, le moyen, aussi simple que pratique, à employer.

Il vous faut donc protéger et guérir vos tuberculeux qui commencent leur maladie. Mais, pour cela, vous aurez à dépenser beaucoup d'argent. Le malade doit, en effet, être, tout d'abord, considéré comme un *nécessiteux temporaire,* à qui vous dites : « Viens guérir. Pendant toute la durée du traitement, tu ne travailleras plus ; tu vas cesser toute fatigue. Si tu veux guérir, et tu guériras, il te faut abandonner ton travail, lucratif ou non, ta famille peut-être sans ressources ; il te faut quitter cette ville mortelle pour aller passer aux champs deux, trois, quatre mois, dans un lieu de repos, de calme et de santé, qu'on appelle le « sanatorium ». Ces établissements sont connus aujourd'hui. Quand on en parle, il semble qu'on parle du paradis ! Mais il semble aussi au public que les tuberculeux, sitôt arrivés, vont y être guéris en quelques jours : grave erreur. La tuberculose pulmonaire est une maladie qui commence on ne sait comment, mais s'installe toujours pour de longs mois, et ne peut être délogée qu'à force de temps, de patience, d'hygiène et d'argent.

Le malade arrive donc au sanatorium populaire; là, il est alimenté généreusement ; il trouve repos, air parfait, bonne alimentation; il en sort guéri, ou tellement amélioré qu'il peut alors reprendre son travail et subvenir de nouveau aux besoins de sa famille. Eh bien! cette œuvre sociale du sanatorium populaire, c'est à vous, sociétés mutualistes et de prévoyance que nous devons nous adresser pour, d'une part, la faire comprendre à la masse populaire et, d'autre part, la rendre pour ainsi dire officielle, la jeter dans le domaine public; j'ajoute, pour pouvoir la réaliser dans les couches les plus profondes de la société française.

Loin de nous la pensée de vous demander de construire, à l'aide de vos propres ressources, ce genre d'établissements. Votre rôle n'est ni de fonder, ni d'installer, encore moins de diriger d'aussi lourdes maisons de cure, mais seulement de les aider à vivre, au moyen de vos subventions correspondant, pour une part déterminée, aux frais de séjour de vos malades.

Le sanatorium populaire n'est pas seulement une maison de santé, un établissement de cure, l'endroit béni, dont je parlais, ombreux l'été et chaud l'hiver, où le malade vient s'installer pendant plusieurs mois : c'est quelque chose de plus. Dans l'idée qui domine actuellement dans l'esprit des œuvres sociales, l'assistance fondatrice des sanatoriums populaires est plus haute, plus généreuse encore. Organiser un établissement modèle, irréprochable au point de vue de l'hygiène, est bien ; pour ce qui est de l'assistance matérielle, il reste un dernier desideratum : Il est nécessaire de créer, en même temps, autour du gros œuvre instrumental qu'est le sanatorium, une œuvre d'assistance et de prévoyance en faveur de l'individu malade et de sa famille. L'homme que vous enverrez là, et dont vous payerez tout ou partie des frais de séjour, n'est ni un individu perdu, ni un exilé. Vous ne le supprimez pas brusquement de la vie sociale, au contraire : de ce qu'il est devenu tuberculeux, il prend, je dirai, un numéro d'ordre tout spécial dans la vie sociale, et entre dans une section, hélas! encore assez mal vue. La tuberculose a été trop longtemps, une maladie inavouable. Aujourd'hui, même beaucoup de familles ne se l'avouent pas à elles-mêmes. Le tuberculeux, pourtant, pas plus qu'aucun autre, n'est ni un malade honteux, ni un coupable : c'est une victime; comme tel, il a droit, non seulement à l'assistance des maisons de cure, mais aussi, s'il est peu fortuné, aux secours de famille.

Le sanatorium lui offre précisément à la fois la guérison, et aussi l'assistance familiale la plus complète. Une caisse de secours, dans toute œuvre d'assistance mutuelle constitue un instrument indispensable. Cette caisse est tellement utile, que, sans elle, le sanatorium ne pourrait pas fonctionner. Que dis je? sans elle, il ne peut pas exister. (*Applaudissements.*) Dans les pays où des sanatoriums ont pris naissance avec l'arrière pensée, unique et égoïste, de créer un *moyen de préservation contre la tuberculose*, sans qu'on ait voulu songer à tous les côtés généreux de l'œuvre, les sanatoriums périclitent; un grand nombre de gens s'en désintéressent : l'idée est frappée de mort.

En France, où l'esprit de généreuse solidarité domine, le premier mouvement, le bon, a été celui de justice et de philanthropie : « Guérissons le tuberculeux, mais que la famille ne souffre pas de son absence. Pendant les semaines d'inutilité et d'inactivité professionnelle du malade, qu'il y ait, à temps, des secours suffisants pour assurer le logement et la nourriture de la femme et des enfants. Ensuite, l'homme, sorti du sanatorium ne sera pas abandonné : on l'aidera, on facilitera sa lourde tâche. » Déjà, existent en France, des œuvres patronales, des sociétés de secours temporaires, etc., qui se chargent des tuberculeux à peu près guéris, des convalescents, car on est convalescent d'une tuberculose comme on l'est d'une fièvre typhoïde ou d'une scarlatine. Ces demi-guéris, qui ont grand besoin d'être encore surveillés, sont soumis à une sorte de tutelle philanthropique temporaire : ils se trouvent, de la sorte, maintenus en bon état, tout le temps nécessaire, par ces œuvres d'assistance et de solidarité qui sont, pour eux, une véritable Providence. On s'occupe aussi de la famille, pendant la maladie et après la maladie; on aide la femme dans son travail : on s'affilie à toute œuvre d'assistance et de solidarité, dispensaires, hôpitaux marins, maisons de secours, œuvres des logements salubres à bon marché, mutualités, etc., etc., qui ont pour but de soutenir la famille des malades pauvres, d'aider à la guérison du chef de famille et de veiller à la santé future de l'enfant.

L'enfant du tuberculeux, cet être délicat et si merveilleusement curable, l'enfant est, à son tour, placé dans un sanatorium marin, dans un établissement agricole, dans une colonie sanitaire, comme il s'en fonde un grand nombre, sur tout le territoire, en cette bonne terre de France.

Grâce à cette œuvre multiple où se trouveront bientôt, logiquement, syndiquées toutes les œuvres d'assistance et de philanthropie, on arrivera non seulement à faire, d'une manière méthodique, le plus de bien autour de soi, mais encore à annihiler, le plus et le mieux possible, les effets désastreux de la tuberculose en France. (*Applaudissements.*)

III

Que peuvent faire les Œuvres de mutualité?

Quels moyens emploierez-vous pour coopérer à cet effort gigantesque, pour collaborer avec toutes les forces vives de la nation?

Il y a quelques jours, dans une société, la « Société pour l'étude internationale des œuvres d'assistance », sous la présidence de M. le sénateur Strauss, on votait différentes conclusions que j'étais chargé de défendre, notamment un paragraphe ainsi conçu :

« 6° Il est désirable que les œuvres de prévoyance, de mutualité, d'assistance ou de bienfaisance constituent des *caisses spéciales de secours* aux tuberculeux et à leur famille. »

Comment constituerez-vous ces caisses de secours? Comment, œuvres mutualistes, organiserez-vous cette formidable campagne? Mon ignorance du fonctionnement légal des œuvres de mutualité et de prévoyance est trop grande pour que j'ose vous proposer une solution ferme. La formule, d'ailleurs, ne saurait être identique, formelle pour vous tous. Je puis dire que, déjà, un certain nombre d'œuvres mutualistes ont abordé le problème, l'ont compris et patiemment résolu. Je connais, à Paris, une Société de secours mutuels qui, moyennant un versement mensuel de 2 francs, donne, par jour, et trois mois durant, à ses sociétaires malades, 4 francs. J'ai décidé l'unanimité des membres à verser, en plus, cinquante centimes par mois, pour fonder leur « caisse de la tuberculose ». Grâce à quoi, les patrons doublant la mise de chaque sociétaire, les voilà, dès aujourd'hui, à la tête de plusieurs billets de mille francs, qui leur permettront de placer, chaque année, 4 ou 5 de leurs tuberculeux dans le sanatorium populaire qui se fonde à Bligny (Seine-et-Oise) et d'assister la famille de chacun de leurs malades, pendant toute la durée du séjour au sanatorium. Il y a là un effort intéressant; il y a aussi un exemple à suivre. A la vérité, la société mutualiste dont je parle est riche, peu nombreuse; elle ne peut donc servir d'exemple idéal. J'en sais d'autres, possédant beaucoup plus de membres, dans lesquelles le problème a été débattu avec toute l'ardeur et toute la science mutualiste, par des personnes bien au courant de la question et animées de l'esprit nouveau. (*Sourires.*) Ces sociétés étudient le problème comme, à mon avis, il doit être abordé : « Pouvons-nous, nombreux et riches, constituer par nous-mêmes et de notre seule initiative privée, un sanatorium populaire? » Et la réponse, fort heureusement selon moi, a été catégorique : « Non. Nous ne le devons pas, parce que la somme d'argent nécessaire pour fonder un tel établissement et en créer l'instrumentation est trop considérable. » Je me permets d'ajouter : « et parce que tel n'est pas votre rôle. »

En ce moment, à Paris, une œuvre d'assistance sociale et philanthropique, l'*Œuvre des sanatoriums populaires de Paris*, élève un sanatorium aux environs de Paris, avec l'esprit d'économie le plus grand, sous la direction de gens qui s'y connaissent en organisation et même en construction. Il y aura 250 lits (125 d'hommes, 125 de femmes). Savez-vous combien, avec la plus stricte économie, nous comptons dépenser? 1.250.000 francs au bas mot. (*Mouvement.*) Le prix de chaque lit reviendra à 5.000 francs, chiffre le plus bas qui soit connu, à Paris, dans l'assistance publique. Vous concevez quelles sommes colossales il faudrait aux sociétés mutualistes pour mettre sur pied l'instrumentation nécessaire au fonctionnement de l'assistance de leurs tuberculeux par le sanatorium populaire.

La création des établissements, leur aménagement, leur entretien, leur administration ne vous concernent donc pas. Ce qui, seul, doit vous toucher, c'est l'entretien de vos sociétaires, tuberculeux encore curables, dans ces maisons de santé. Réunissez vos efforts et vos moyens, mettez-les en commun. A l'exemple de l'essai loyal tenté lors du congrès de Reims, en 1898, organisez des caisses de *réassurance mutuelle* en vue de combattre la tuberculose. Établissez vos pourcentages, et voyez l'argent que vous pourrez dépenser. Ce faisant, vous arriverez, à un moment donné, peu à peu, non pas en quelques jours, car l'œuvre est de longue haleine, comprenant bien le problème et l'ayant franchement accepté, vous arriverez à coopérer à cette lutte terrible, angoissante, contre la tuberculose, le vrai, le plus grand danger qui menace notre Société française. D'autre part, vous organiserez, par là même, votre défense personnelle, en tant qu'œuvres de mutualité et de prévoyance. Groupez, syndiquez vos défenseurs; liguez-vous contre l'ennemi commun. Vous êtes, on ne saurait trop vous le répéter, comme les membres d'un même corps : en sauvant un membre, vous sauvez le corps tout entier.

En agissant au mieux des intérêts de vos sociétaires, en les préservant d'une maladie chronique, alors qu'ils sont curables, vous économisez vos forces, et vous faites œuvre sociale et philanthropique.

∴

Si vous acceptez les idées que je viens de défendre devant vous, les conclusions suivantes vous paraîtront justes et sages :

Toutes les Œuvres de mutualité et de prévoyance doivent :

1° *Dresser, au plus vite, la statistique annuelle de morbidité de leurs membres.* Il est impossible, en effet, d'aborder le problème qui vous est soumis, sans en connaître au moins les éléments. L'élaboration de ces tables de morbidité est pratiquement réalisable; nos collègues médecins mutualistes ont trouvé la solution. Il suffirait qu'un seul des médecins de chaque société mutualiste fût désigné pour recevoir, jour par jour, de ses collègues, la liste des malades avec le diagnostic de la maladie : dès l'an prochain, l'universalité des Sociétés mutualistes de France saurait, à un chiffre près, le nombre de ses tuberculeux et le secret professionnel serait respecté, dans son esprit comme dans sa lettre.

2° *Dresser, le plus tôt possible, la statistique de mortalité des sociétaires*, seul moyen pratique de connaître, d'une manière précise et méthodique, l'étendue des désastres causés par la tuberculose pulmonaire.

3° *Enfin, s'assurer ou se réassurer contre la tuberculose.* Il vous faut chercher, que dis-je? il vous faut trouver les meilleurs moyens pratiques, parmi les groupements que la Ligue vous offre. C'est à ses spécialistes de la mutualité et de la prévoyance, versés dans l'étude de ce merveilleux moyen d'action philanthropique, que je m'adresse en terminant.

Nous sommes, hélas! les « *missi dominici* » du malheur et du désastre public; nous montrons les ravages causés par la phtisie pulmonaire. Nous allons, par toute la France, porter la « mauvaise parole », disant : « Ici, on meurt, et l'on meurt trop! » Il ne faut pas qu'on puisse, Sociétés mutualistes, vous le reprocher un jour, pour une part, si minime soit-elle. Vous ne devez pas vous laisser soupçonner. Sur ce terrain-là, en quoi que ce soit, il ne faut pas qu'il y ait de votre faute.

Aussi, vous allez contribuer, par vos efforts, par votre propagande antituberculeuse, par vos mesures hygiéniques, par vos deniers, et pour une part, que je vois belle et généreuse, vous allez participer à cette œuvre superbe, à cette croisade, élan irrésistible qui entraine toutes les nations et qui sera, peut-être, la gloire la plus pure du vingtième siècle, à l'extinction de la tuberculose! (*Applaudissements répétés.*)

TYPOGRAPHIE FIRMIN-DIDOT ET Cie. — MESNIL (EURE).

www.ingramcontent.com/pod-product-compliance
Ingram Content Group UK Ltd.
Pitfield, Milton Keynes, MK11 3LW, UK
UKHW021157230726
13926UKWH00001B/139